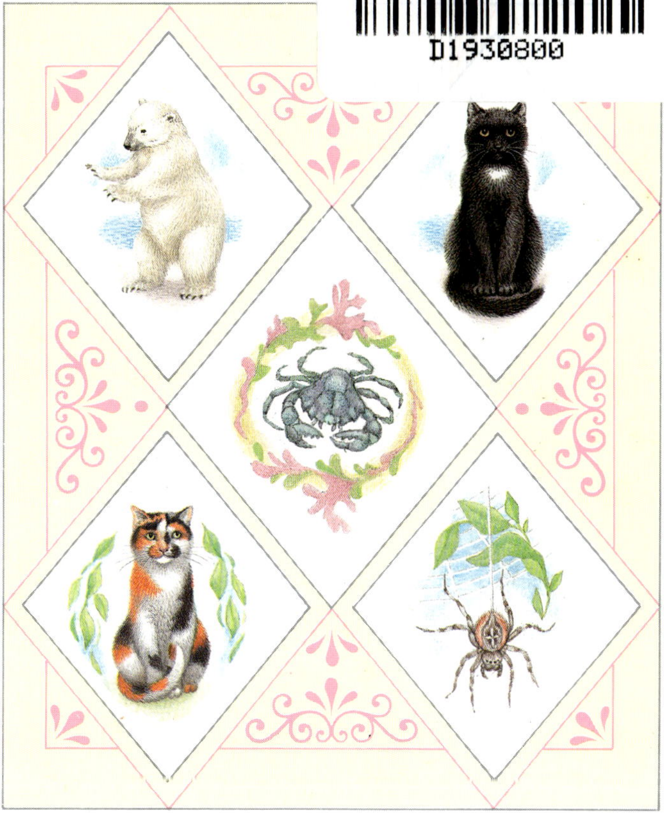

Titel der Originalausgabe: *Crab Cat*
Erschienen bei Walker Books Ltd, London 1984
Übersetzt von Friederun Meyer-Jürshof.

1. Auflage 1984

Printed in Italy

Die Katze und der Krebs

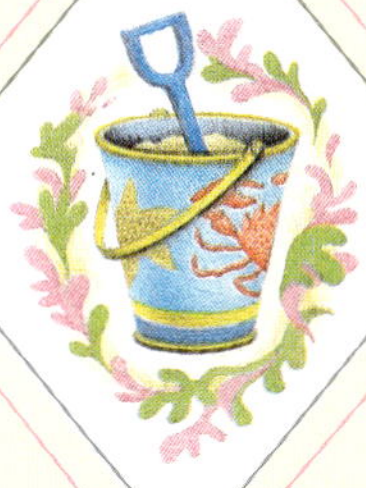

Ein Insel-Bilderbuch
von Nicola Bayley

Wenn ich nun ein Krebs wäre
und keine Katze …
Ja, was dann?

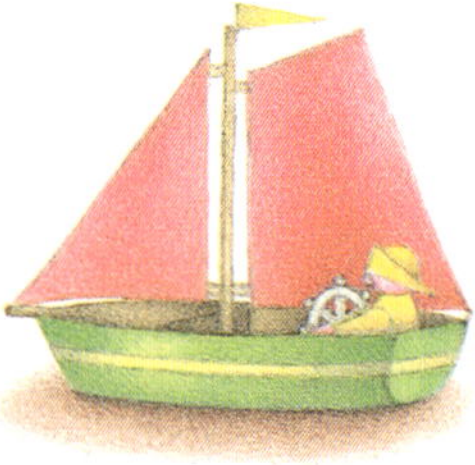

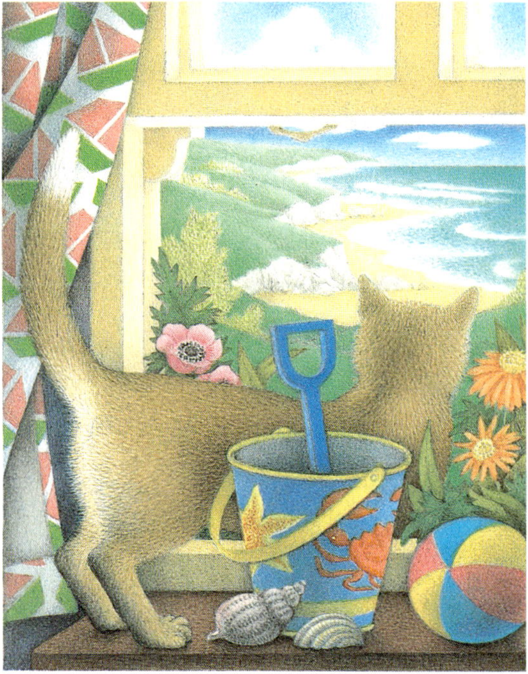

Dann sitz' ich am Teich.
(Doch niemals darin!)

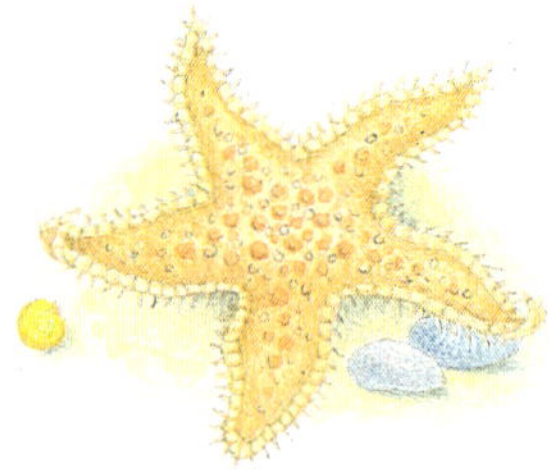

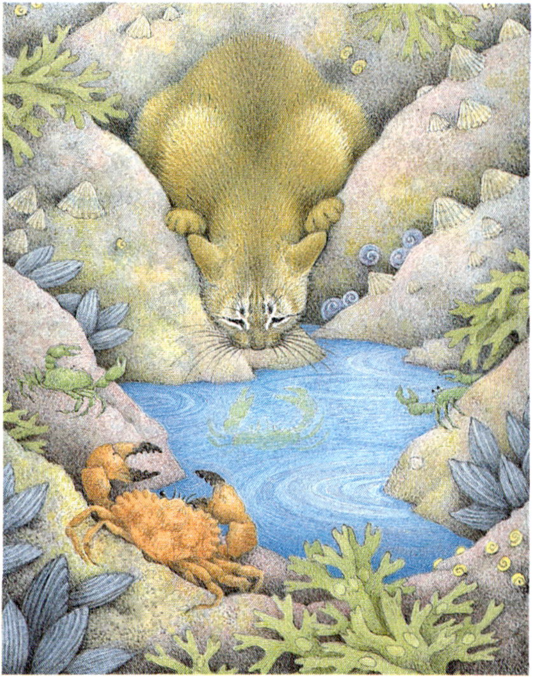

Ich laufe seitwärts
durch den Sand.

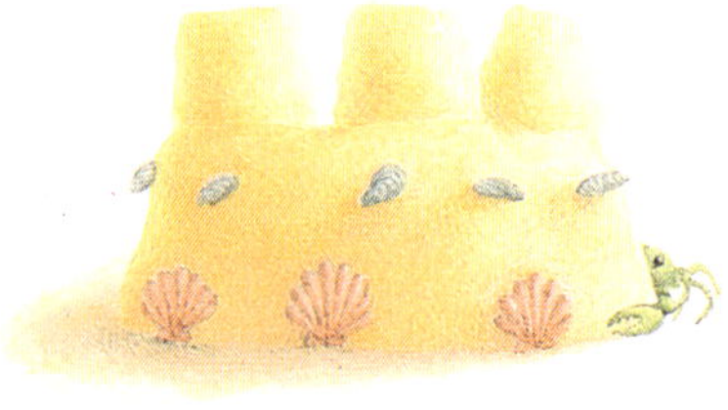

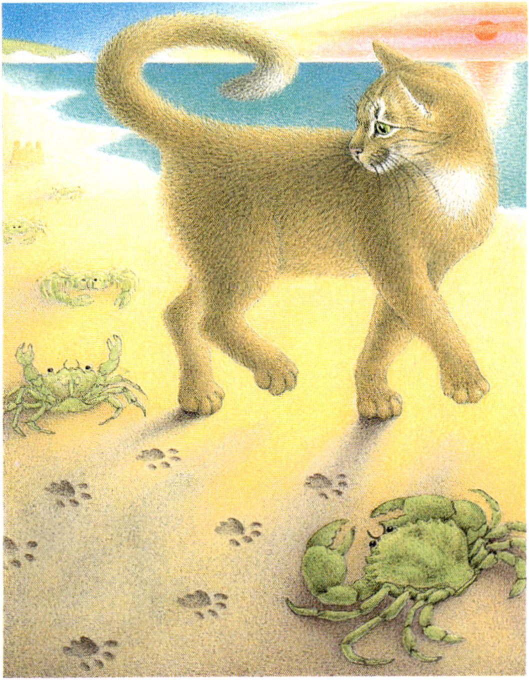

Wenn ich hungrig werde,
hol' ich mir
die frischen Fische.

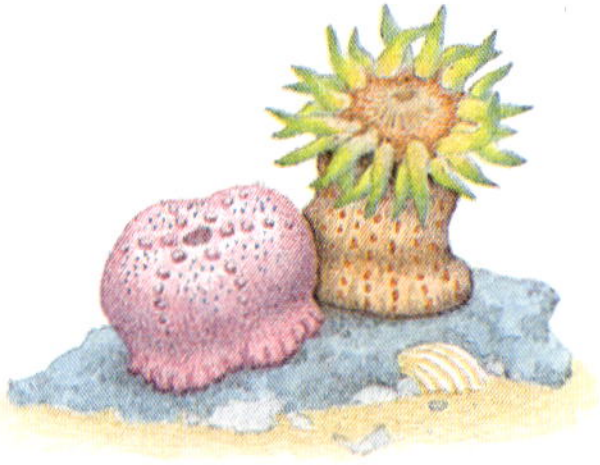

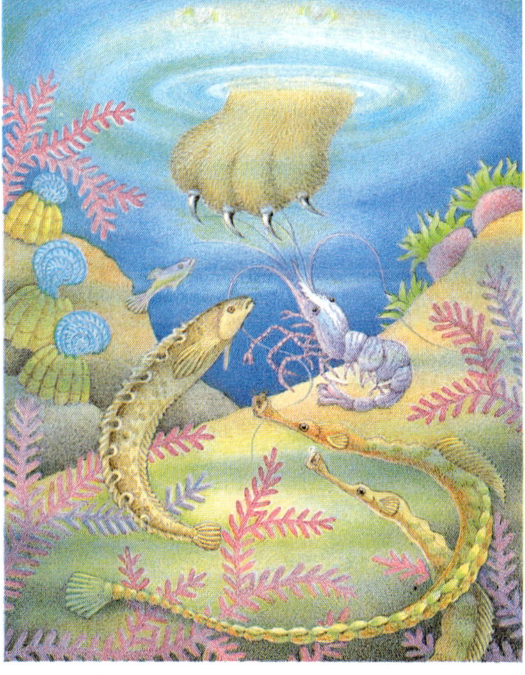

Ich mache einen Mittagsschlaf
im Muschelhaus.

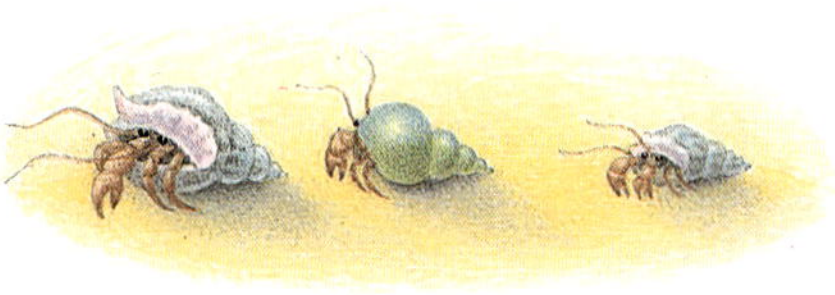

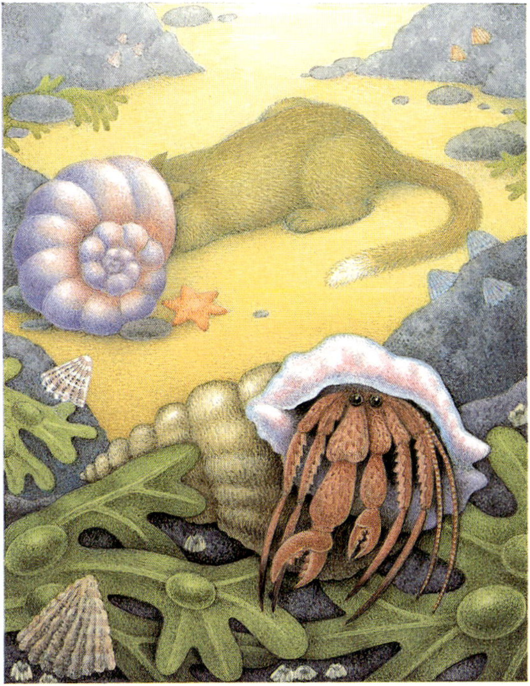

Kinder werde ich
zwicken und zwacken.

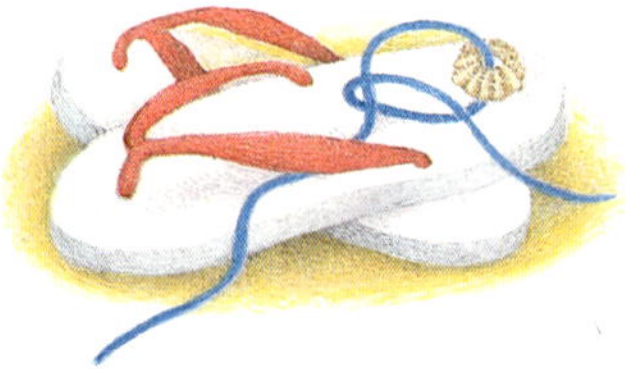

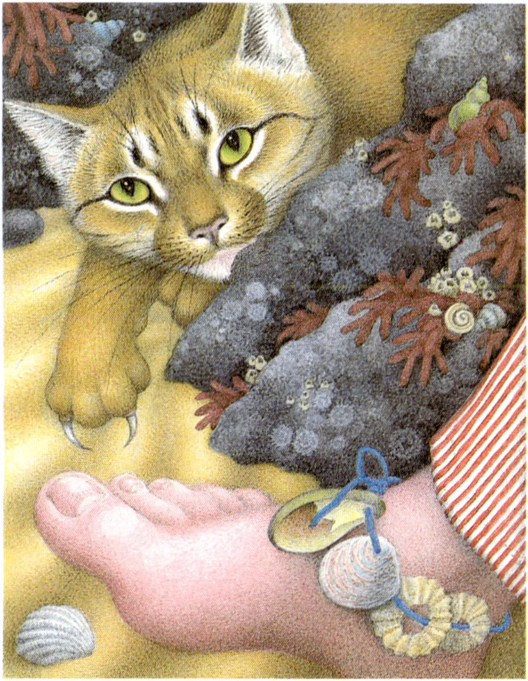

Kommt aber die große
Welle heran …
Was dann?

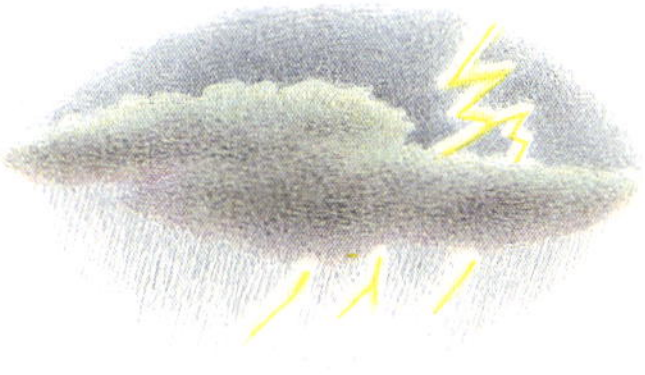

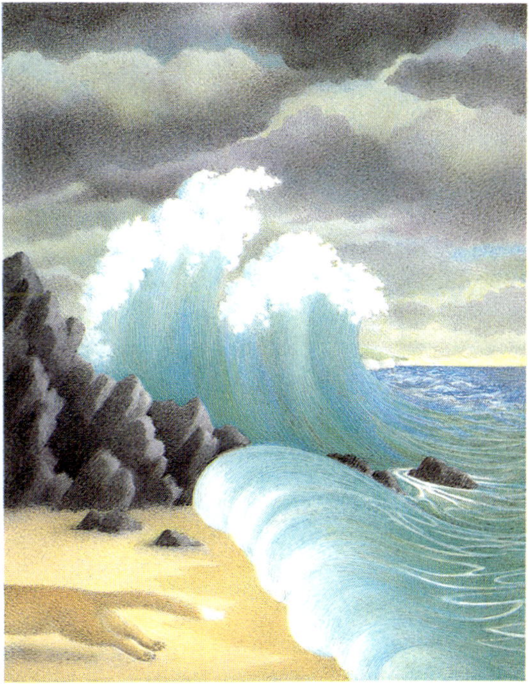

Dann mach' ich einen
Katzensprung nach Haus.
Der Traum ist aus.

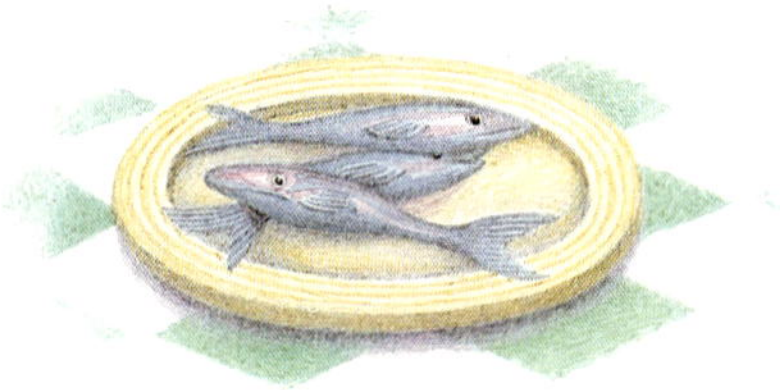

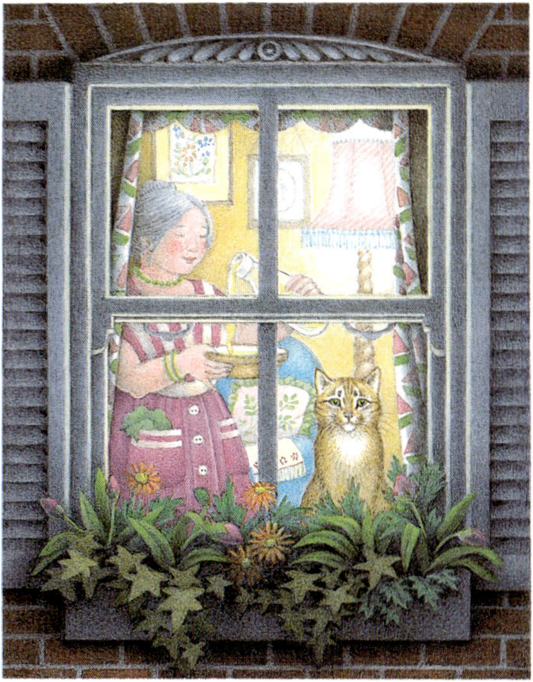

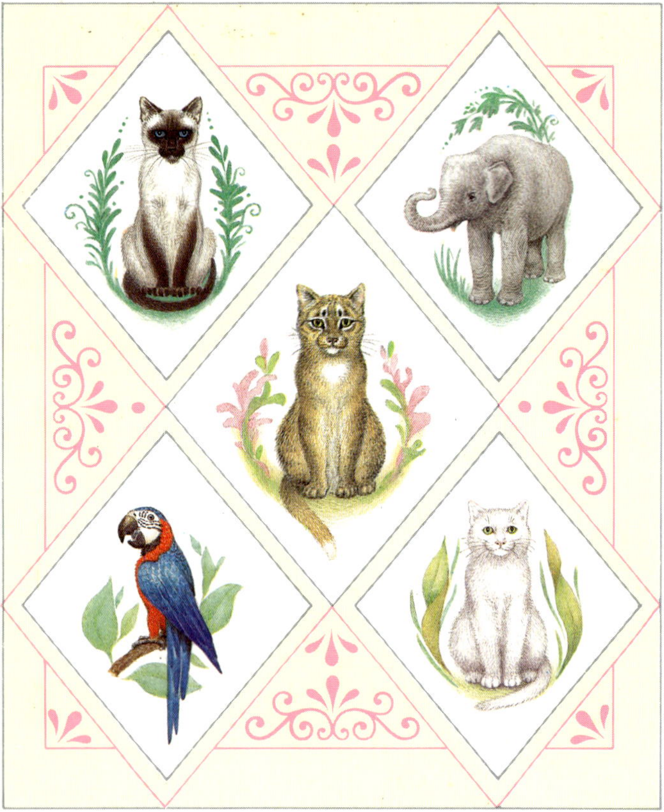